Progressive Muskelentspannung

Susann Krumpen

Progressive Muskelentspannung

Kursleitermanual

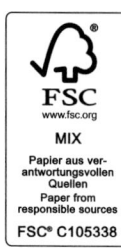

Bibliografische Information der Deutschen Nationalbibliothek:
Die Deutsche Nationalbibliothek verzeichnet diese Publikation
in der Deutschen Nationalbibliografie; detaillierte bibliografische
Daten sind im Internet über http://dnb.dnb.de abrufbar.

© 2013 Susann Krumpen
Satz, Umschlaggestaltung, Herstellung und Verlag:
BoD – Books on Demand

ISBN: 978-3-7322-1954-4

Inhaltsverzeichnis

Einleitung – Geschichtliches

Die Progressive Muskelentspannung wurde Anfang der 30er Jahre des 20. Jahrhunderts von dem amerikanischen Arzt, Wissenschaftler, Psychophysiologen und Visionär Edmund Jacobson (1885-1976) entwickelt. Jacobson erkannte bei seinen Patienten den Zusammenhang zwischen psychischer Anspannung oder Nervosität und Muskelverspannungen. Er schloss daraus, dass durch das Anspannen von Muskelgruppen mit dem Ziel des darauf folgenden Loslassens und dem Nachspüren der entstehenden Entspannung sich auch die psychische Anspannung löst.

„Progressiv" bedeutet immer, dass mit der Methode eine immer tiefere, fortschreitende Entspannung erreicht werden kann, die von den Übenden sowohl körperlich als auch seelisch äußerst angenehm, befreiend, auch als Genuss empfunden wird. Somit ist die Methode gerade heute ideal zum Abbau von Stress und den damit verbundenen Symptomen. Durch das Anspannen oder auch Dehnen von Muskelgruppen werden sogar eine Kräftigung von schwachen Muskeln und eine bessere Durchblutung von überlasteten Muskeln bewirkt.

Besonders für Menschen mit hohem Spannungsniveau ist die Methode ideal, da die Auswirkung direkt zu spüren ist und auch Schmerzen, die durch Verspannungen entstehen, sich bei der Entspannung auflösen. Die PME kann jederzeit an jedem Ort ohne Hilfsmittel durchgeführt werden, im Liegen, aber genauso wirkungsvoll im Sitzen oder Stehen. Im fortgeschrittenen Übungsstadium wird die Entspannung sogar offenen Auges und nur durch Vergegenwärtigung erreicht.

Möglichkeiten – Wege zur Entspannung

Wir selbst übernehmen die Verantwortung für unser Leben und bestimmen darüber, wie wir uns fühlen. Unsere Gedanken sind der leitende Faktor. Stresstragende Gedanken oder Angsterleben können unweigerlich zu erhöhter Muskelspannung führen. Eine ausgeglichene Psyche und niedriges Stresserleben kann das gesamte Nervensystem positiv beeinflussen. Was verstehen wir eigentlich unter Entspannung? Neben der Progressiven Muskelrelaxation gibt es in der heutigen Zeit eine Vielzahl von Entspannungsmethoden und Entspannungstechniken. Je nach Neigung und Empfinden liegt es an jedem Einzelnen, die geeignete Methode für sich herauszufinden.

Zu nennen wären Methoden wie Yoga, Pilates, Meditative Verfahren, Imaginative Verfahren (Fantasiereisen, Imaginationen, Visualisierung), Autogenes Training, Biofeedback und Hypnose. Möglich wären aber auch Entspannung in Bewegung, wie Körpertherapiemethoden, Tanzen, Spaziergänge, Qi Gong und Taijiquan mit seinen langsamen meditativen Übungen und harmonisch fließenden Bewegungen. Gemeinsam verfolgen sie alle das gleiche Ziel:

- Fließende, ausgeglichene Gedanken
- Normaler Puls und Blutdruck
- Ein angenehmes Gefühl des Lebens und der inneren Ruhe
- Eine niedrige Muskelspannung/Muskeltonus
- Eine gleichmäßige, ruhige Atmung

PMR – Entspannung durch Anspannung – ein Widerspruch?

Professor Jacobson beobachtete, dass eine Anspannung der Muskulatur in den meisten Fällen mit Unruhezuständen, Angst, allgemeiner psychischer Belastung und psychischer Spannung, so wie sie in der heutigen Gesellschaft leider allgegenwärtig ist, verbunden zu sein schien. Dieser Spannungszustand führt auf Dauer zu Beschwerden, die sich schnell manifestieren können. Wenn die beobachtete Muskelanspannung eine Folge von Stress war, musste es im Umkehrschluss bedeuten, dass Muskelentspannung Stress auflösen würde. Mit seiner Methode versuchte er also, durch bewusst geübtes Entspannen Stress abzubauen, schmerzhafte Verspannungen zu lösen oder gar Schmerzzustände zu verhindern. Das Grundprinzip der Entspannungsmethode besteht darin, die entsprechende Muskelgruppe für einige Sekunden anzuspannen und anschließend wieder zu entspannen und locker zu lassen. Dabei soll die Konzentration auf die Muskeln gerichtet werden, mit denen gerade gearbeitet wird.

Als Nebeneffekt der PMR kann bei wiederholtem Training eine gewisse Stabilität der Muskulatur erreicht werden, so dass gerade für ältere Menschen diese Übung als sehr wertvoll eingestuft wird. Die Progressive Muskelentspannung ist neben dem Autogenen Training und Yoga eine der bekannteste und eine der erfolgreichsten Entspannungsmethoden.

In einer 1994 publizierten Metastudie wurden 66 bis 1985 publizierte Studien mit zusammen etwa 3000 Patienten zur PMR als eigenständigem (und nicht lediglich die Verhaltenstherapie unterstützendem) Therapieverfahren ausgewertet. In 75 % der Studien wurden deutliche Symptombesserungen, in 60 % darüber hinaus Verbesserungen der allgemeinen Befindlichkeit festgestellt. Diese waren stabil. Bei Angst- und Spannungszuständen (inklusive damit verbundener körperlicher Beschwerden) sei die spezifische Wirksamkeit der PMR gut belegt. Die PMR sei differentiell wirksam, am besten bei Patienten mit leichteren Symptomen, die von vornherein der Wirksamkeit der PMR positiv gegenüberstanden. Aufgrund dessen und der relativ leichten Erlernbarkeit wird die PMR als das für die klinische Praxis geeignetste Entspannungsverfahren bezeichnet.[1]

Insgesamt wurden zur PMR über 3000 wissenschaftliche Untersuchungen durchgeführt. Allein Prof. Edmund Jacobson veröffentlichte bis zum Zeitpunkt seines Ablebens mehr als 60 wissenschaftlich fundierte Arbeiten und es erschienen unter seinem Namen mehrere Bücher zu diesem Thema.

Indikationen und positive Wirkung der PMR

Allgemein ist zu sagen, dass der Einsatz der PMR vielfältig und unkompliziert möglich ist. Nachfolgend wären folgende Befindlichkeiten und Beschwerden hervorzuheben, bei denen eine Unterstützung der Therapie mittels PMR in jedem Fall lohnenswert erscheint:

- Stress und innere Unruhe
- Schlafstörungen
- Angstzustände / Angststörungen
- Schmerzen, Rückenschmerzen
- Asthma, Atemnot ungeklärter Ursache
- Schwindel
- Leichte Depressive Verstimmung
- Konzentrationsprobleme und Gedächtnisschwäche
- Nervosität
- Kopfschmerzen / Migräne
- Allgemeine Erschöpfung und Schwäche[1]

Die Progressive Muskelentspannung kommt in verschiedenen Bereichen zum Einsatz. In der Prävention (Vorsorge) wird sie genauso geschätzt, wie in der Nachsorge, im Rahmen der Rehabilitation und therapiebegleitend bei verschiedenen Erkrankungen und Befindlichkeiten.

Sie ist leicht zu erlernen und kann ohne viel Aufwand angewandt werden. Auch Kinder und Schwerstkranke können die Übungen erlernen und selbständig anwenden. Häufig wird in Gruppen geübt. Kurse können von Bewegungstherapeuten, Psychologen, Ärzten und Sportlehrern mit einer entsprechenden Ausbildung

---

1   www.wikipedia.de"Die freie Enzyklopädie" Progressive Muskelentspannung 20. April 2012 United States of Amerika

durchgeführt werden. Sie finden in vielen Kliniken therapiebegleitend statt, oder als Angebot in Volkshochschulen und anderen Bildungseinrichtungen.

Das Prinzip beruht darauf, dass eine kräftige Anspannung der Muskulatur zu einer verstärkten Durchblutung des Muskels führt. In der Entspannungsphase wird das als durchströmende Wärme empfunden. Oft fühlen sich die Übenden angenehm müde, entspannt und schläfrig. Eine wohltuende Ruhe und Entspannung von Körper und Geist breitet sich aus.

In den meisten Fällen wird im Liegen geübt. Zunächst werden die Muskeln einer Hand angespannt (z.B. Faust ballen) und gelockert, dann die der anderen Hand, schließlich beide gleichzeitig.

So geht man durch die Muskelgruppen des ganzen Körpers. Während der Übung, auch in der Anspannungsphase, sollten die Übenden **n i c h t** den Atem anhalten. Atmen Sie ruhig und entspannt weiter, das ist ganz wichtig. Die Anspannung wird jeweils für etwa 7 Sekunden gehalten. Danach folgt eine Entspannungsphase von ungefähr 30 Sekunden. In dieser Zeit sollten Sie mit ihren Gedanken nachfühlen, wie sich der Muskel entspannt.

Kontraindikationen

Die progressive Muskelentspannung ist nicht geeignet bei

- Abhängigkeit von Sucht- und Rauschmitteln
- Akuten psychischen Erkrankungen
- Essstörungen (Anorexia nervosa – Magersucht)
- Schweren Episoden einer Angststörung
- Zwangssyndromen
- Suizidgefährdung
- Borderline – Persönlichkeitsstörung

Wenn Sie nicht sicher sind, ob Sie zur oben aufgeführten Personengruppe gehören, sollten Sie in jedem Falle vor Beginn des Kurses einen Arzt Ihres Vertrauens befragen.

Gelegentlich auftretende Probleme

Wenn Sie einen Kurs beginnen, kann es sein, dass bei den ersten Einheiten des Entspannungstrainings mögliche Probleme auftreten können, die sich in der Regel schnell legen, wenn Sie regelmäßig üben.

Bedenken Sie bitte, dass Ihre Teilnehmer behutsam an den Kurs herangeführt werden sollten. In der Regel sind die Räumlichkeiten, der Kursleiter und die Mit-Teilnehmer noch unbekannt. Mit dem ersten Kennenlernen entspannt sich die Situation merklich.

Aus meiner langjährigen Berufserfahrung kann ich Ihnen eine gute Vorbereitung des Kurses nur wärmstens empfehlen.

Unsere Gedanken

Am Anfang der Übungseinheit kann es vorkommen, dass hartnäckige Gedanken die Konzentration auf die Übung stören. Mit der möglichen Formel:

„Lassen Sie die Gedanken einfach an sich vorüberziehen" o der „Geräusche, die Sie wahrnehmen, sind völlig unwichtig",

können Sie Ihren Teilnehmern einen emotionalen Abstand zu ihren Gedanken verschaffen. Erfahrungsgemäß hat sich gezeigt, dass sich im Laufe des Kurses diese Anfangsschwierigkeiten sehr gut überwinden lassen. Die Progressive Muskelentspannung ist im Grunde ein ziemlich einfaches Verfahren und schnell zu erlernen. Sie hilft, die Abwehrkräfte und somit das Immunsystem zu stärken, die Konzentrationsfähigkeit zu erhöhen und den Alltag besser zu meistern.

Am Anfang scheint alles schwer

Anfangs will es möglicherweise nicht so recht gelingen, in die Entspannung zu kommen. Viele Menschen stehen unter Stress und sind es deshalb nicht gewohnt, sich der Entspannung hinzugeben, oder gar Entspannung zu fühlen. Als Kursleiter sollten Sie darauf achten und Ihre Teilnehmer immer wieder ermutigen. Schließlich lernen Sie ja gerade. Lassen Sie sich von den Teilnehmern nach dem Kurs immer ein Feedback geben, so dass Sie auf mögliche Probleme eingehen können. Registrieren und honorieren Sie jeden noch so kleinen Fortschritt und machen Sie klar, dass mit jedem Üben das Entspannungstraining intensiver erlebt und besser genutzt werden kann.

Entspannung ist ungewohnt und unangenehm

Es ist nur zu selbstverständlich, dass alles Neue als ungewohnt empfunden wird. Schließlich müssen Ihre Teilnehmer erst alles kennenlernen. Die Modalitäten, unter denen der Kurs stattfindet, ihre Mit-Teilnehmer, den Raum, die Musik, den Kursleiter und Ihre Stimme. Deshalb ist es wichtig, empathisch zu bleiben und für ein möglichst gutes Klima zu sorgen.

Finden Sie für sich eine angenehme Sprechweise, nicht zu ausformuliert, aber dennoch langsam und deutlich. Senken Sie die Stimme am Ende des Satzes. Entspannung ist schließlich etwas Neues für Ihre Teilnehmer und es kann sein, dass die Entspannung noch nicht wahrgenommen, oder als unangenehm empfunden wird. Das legt sich im Laufe des Kurses. Gegensteuern können Sie mit der folgenden Formel:

„Die Gedanken kommen und gehen" oder *„Die Gedanken sind ganz gleichgültig"* oder *„Lassen Sie Ihre Gedanken einfach an sich vorüberziehen".*

In meinen Kursen benutze ich als Einstieg immer wieder kleine **Achtsamkeitsübungen.** Dort ist es möglich, schöne Momente, Eindrücke oder Gefühle bei Ihren Teilnehmern zu wecken. Daraus resultiert ein besseres Körperempfinden und Nachspüren der Gedanken.

Ein möglicher Einstieg:

„Sie können Ihre Augen jetzt schließen und achten auf Ihren Körper (Pause) … wo er mit irgendwas in Berührung kommt. (Pause) …

Diese Übung können Sie im Sitzen, im Stehen und im Liegen machen. (Pause) …

Machen Sie es sich sehr bequem, so, wie es Ihnen jetzt möglich ist (Pause) … Achten Sie einmal darauf, wo Ihr Körper etwas berührt (Pause) … die Unterlage (Pause) … den Boden (Pause) … den Stuhl (Pause) … Fühlen Sie einmal genau dorthin (Pause) …

Und nun achten Sie einmal auf Ihren Atem (Pause) …wie der Brustkorb sich bewegt (Pause) …wie er sich hebt und wieder senkt (Pause) … beim Atmen

Wie die Bauchdecke sich bewegt (Pause) … und wenn Sie genau auf sich achten (Pause) … bewegen sich die Nasenflügel ein wenig (Pause) … Fühlen Sie einmal genau dorthin (Pause) …

Und kommen Sie nun allmählich wieder zurück (Pause) … Achten Sie wieder auf Ihren Körper (Pause) …

Wo der Körper Kontakt hat (Pause) …

Mit der Unterlage (Pause) … Mit dem Boden (Pause) … Mit dem Stuhl (Pause) … Fühlen Sie noch einmal dorthin (Pause) …

Sie können Ihre Augen wieder langsam aufmachen (Pause) … Und befinden sich im Hier und Jetzt.“

Natürlich ist der Text variabel veränderlich. Diese Übung sollte etwa **5 bis maximal 10 Minuten** in Anspruch nehmen. Nun können Sie dazu übergehen, mit dem Vortragen der jeweiligen Entspannungsübung zu beginnen.

Krämpfe während der Anspannung

Es kann vereinzelt vorkommen, dass während der Anspannung kurze Krämpfe in den Waden, Unterschenkeln oder Füßen auftreten. Krämpfe sind starke Muskelkontraktionen, die die Muskeln sozusagen ein paar Sekunden „außer Gefecht" setzen. Ein Zeichen dafür, dass diese Muskelpartien zu stark oder zu lange angespannt worden sind. Ziehen Sie den Fuß in Richtung Nasenspitze, um den Unterschenkel zu entlasten. Streichen Sie mit den Händen leicht über die verkrampfte Stelle. Spannen Sie bei der nächsten Übung Ihre Muskeln weniger stark an oder verkürzen Sie die Anspannungszeit. Sollten sich die Krämpfe nicht so leicht lösen lassen, unterbrechen Sie den Übungsteil und setzen das Entspannungstraining mit der nächsten Übung fort.

Vorbereitung des Kurses

Bevor Sie mit dem Üben beginnen, sollen Ihnen folgende Tipps gute Voraussetzungen für ein erfolgreiches Training verschaffen:

Suchen Sie sich einen Raum, in dem Sie ungestört sind. Er sollte warm und gut zu lüften sein. Dunkeln Sie den Raum etwas ab. Schaffen Sie eine angenehm warme Raumtemperatur. Sorgen Sie im Vorfeld für entsprechende Musik und Matten, auf die sich die Teilnehmer legen können oder Stühle (möglichst ohne Armlehnen).

Bei möglichen Rückenproblemen sind Knierollen sehr hilfreich.

Akzeptieren Sie Ihre Tagesform und nehmen Sie sich und Ihre Teilnehmer so, wie sie sind. Jeder darf ganz sich selbst sein. Starke Hunger- oder Sättigungsgefühle sollten vor dem Kurs vermieden werden.

Machen Sie den Teilnehmern Mut, ermuntern Sie diese zu den Übungen, es gibt kein „richtig" oder „falsch". Und üben Sie sich in Geduld. Manchmal kann es sein, dass die Entspannung nur teilweise gelingt.

Mit längerem Üben wird sich ein Erfolg sichtbar einstellen. Versuchen Sie Ihr Augenmerk beim Entspannungstraining immer auf die Muskelgruppe zu legen, die zuvor gerade angespannt wurde. Spüren Sie stets einige Sekunden nach. Lassen Sie das Entspannungstraining mit der Zurücknahme enden.

Zählen Sie als Kursleiter die **7 Sekunden der Anspannung** in Gedanken mit, bevor Sie den Übenden das Signal zur Entspannung geben!

Übungshaltung

Ein regelmäßiges Training schafft sehr viele Vorteile. Besonders in belastenden und stressigen Situationen ist es sinnvoll, regelmäßig zu üben, der Körper und Ihre Seele werden es Ihnen danken!

Für eine bequeme Sitzhaltung wählen Sie einen bequemen Stuhl, ausgestattet mit einer Rückenlehne, möglichst ohne Armstützen. Die Füße stellen Sie hüftbreit auseinander, Ihre Arme ruhen auf den Oberschenkeln, die Hände in einer möglichst lockeren Haltung. So können Sie und Ihre Teilnehmer jederzeit und allerorts die Übungen für sich einplanen.

Wenn Sie lieber eine Liegehaltung einnehmen möchten, gehen Sie wie folgt vor:
   Am bequemsten liegen Sie auf dem Rücken. Der Kopf kann gerne durch ein kleines Kissen gestützt werden und unter Ihre Knie gehört nach Möglichkeit eine Knierolle (eine zusammengerollte Decke tut es auch), so dass Ihre Lagerung rückenschonend erfolgt. Die Füße fallen leicht nach außen, die Handflächen liegen locker nach unten zeigend auf der Matte.

Progressive Muskelentspannung nach Jacobson

Beginnen Sie den Kurs mit einer möglichen Formel:

„Legen Sie sich auf ihre Unterlage (sofern nicht schon geschehen) und nehmen Sie eine bequeme Haltung ein. Öffnen Sie Ihren Hosenbund, legen Sie Ihre Brille ab. Liegen Sie möglichst locker? ...(Pause)... Bewegen Sie ruhig Ihre Schultern, Ihren Kopf ein wenig, bis Sie das Gefühl haben, bequem auf Ihrer Matte zu liegen."...(Pause) ...
   „Ihre Füße fallen ein wenig auseinander, Ihre Arme liegen locker seitlich an Ihrem Körper, die Handflächen zeigen nach unten zur Matte."... (Pause) ...
   „Ihr Kopf hat eine für Sie angenehme Lage und ihre Augen sind leicht geschlossen.

*Stellen Sie sich darauf ein, dass Sie jetzt entspannen werden. **Diese Kursstunde dauert ungefähr 40 Minuten**"... (Pause) ...*

„Achten Sie beim Anspannen und dem anschließendem Lösen der Anspannung auf den Unterschied, den Sie empfinden, wenn sich Ihre Muskeln anspannen und wieder lockern." ... (Pause) ...

Hier der Text zum Vorlesen:

Denken Sie an Ihren rechten Arm, Ihre rechte Hand.

Die rechte Hand, rechter Unterarm –– Anspannung

Richten Sie Ihre Aufmerksamkeit zunächst ganz auf Ihre rechte Hand und Ihren rechten Unterarm, machen Sie einen Atemzug und ballen Sie die rechte Hand leicht zu einer Faust – **Jetzt!** Halten Sie die Spannung einen Moment und beobachten Sie, wie es sich anfühlt. Atmen Sie ruhig weiter und zählen Sie in Gedanken bis 7... (Pause) ...

Die rechte Hand, rechter Unterarm – Entspannung

Mit dem nächsten Ausatmen öffnen Sie die Faust wieder und entspannen die Hand und den Unterarm. Lockern Sie Ihre Muskeln. Erspüren Sie den Unterschied zwischen der leichten Anspannung vorhin und dem Loslassen der Muskeln jetzt. Ein leichtes Gefühl von Schwere und Wärme strömt durch Ihren Arm und Ihre Hand... (Pause ca. 20 Sekunden) ...

Ihre rechte Hand und der Unterarm sind nun wieder vollkommen entspannt. Ganz locker, gelöst und entspannt.

Kommen wir gemeinsam zum linken Unterarm, zur linken Hand. Denken Sie jetzt an Ihren linken Arm, Ihre linke Hand.

Die linke Hand, linker Unterarm – Anspannung

Richten Sie Ihre Aufmerksamkeit nun ganz auf Ihre linke Hand und Ihren linken Unterarm, machen Sie einen Atemzug und ballen Sie die linke Hand leicht zu einer Faust – **Jetzt!** Halten Sie die Spannung einen Moment und beobachten Sie, wie es sich anfühlt. Atmen Sie ruhig weiter und zählen Sie in Gedanken bis 7… (Pause) …

Die linke Hand, linker Unterarm – Entspannung

Mit dem nächsten Ausatmen öffnen Sie die Faust wieder und entspannen die Hand und Ihren Unterarm. Lockern Sie Ihre Muskeln. Erspüren Sie den Unterschied zwischen der leichten Anspannung vorhin und dem Loslassen der Muskeln jetzt. Ein leichtes Gefühl von Schwere und Wärme strömt durch Ihren Arm und Ihre linke Hand … (Pause ca. 20 Sekunden) …

Ihre linke Hand und der Unterarm sind nun wieder vollkommen entspannt. Ganz locker, gelöst und entspannt.

Der rechte Oberarm – Anspannung

Als nächstes denken Sie an Ihren rechten Oberarm. Machen Sie einen Atemzug und beugen Sie den Ellenbogen nach oben in Richtung Schulter – **Jetzt!** Achten Sie auf das Gefühl der Anspannung, atmen Sie dabei ruhig weiter, halten Sie die Anspannung und zählen Sie in Gedanken bis 7… (Pause) …

Der rechte Oberarm - Entspannung

Mit dem nächsten Ausatmen legen Sie Ihren Arm wieder ab und lassen vollständig locker. Erspüren Sie den Unterschied zwischen der leichten Anspannung vorhin und dem Loslassen der Muskeln jetzt. Ein leichtes Gefühl von Schwere und Wärme strömt durch Ihren Arm … (Pause ca. 20 Sekunden) …

Ihr rechter Arm ist nun wieder vollkommen entspannt. Ganz locker, gelöst und entspannt.

Wir kommen nun zum linken Oberarm. Denken Sie nun an Ihren linken Oberarm.

Der linke Oberarm – Anspannung

Als nächstes denken Sie an Ihren linken Oberarm. Machen Sie einen Atemzug und beugen Sie den Ellenbogen nach oben in Richtung Schulter – **Jetzt!** Achten Sie auf das Gefühl der Anspannung, atmen Sie dabei ruhig weiter, halten Sie die Anspannung und zählen Sie in Gedanken bis 7… (Pause) …

Der linke Oberarm – Entspannung

Mit dem nächsten Ausatmen legen Sie Ihren Arm wieder ab und lassen vollständig locker. Erspüren Sie den Unterschied zwischen der leichten Anspannung vorhin und dem Loslassen der Muskeln jetzt. Ein leichtes Gefühl von Schwere und Wärme strömt durch Ihren Arm … (Pause ca. 20 Sekunden) …

Ihr linker Arm ist nun wieder vollkommen entspannt. Ganz locker, gelöst und entspannt.

Das Gesicht – unser Spiegelbild

Die Gesichtsmuskulatur ist Ausdruck unseres Seelenlebens und spiegelt unser Innenleben wieder. Die Mimik gibt unserem Gesicht die Struktur und ermöglicht den Ausdruck von Emotionen. Im Arbeitsleben oder stressigen Situationen merken wir oft nicht, wie angespannt unser Gesicht ist. Erst im Schlaf entspannt die Muskulatur und versucht sich zu erholen. Mit regelmäßigen Entspannungsübungen und –Training können wir dem aktiv und bewusst entgegenwirken und so vielen Befindlichkeiten und Krankheiten regelrecht „die Stirn bieten".

Die Stirnpartie - Anspannung

Denken Sie nun an Ihr Gesicht. Erspüren Sie, wie es sich anfühlt. Blicken Sie entspannt geradeaus und lockern die Lider. Ziehen Sie die Augenbrauen hoch und runzeln die Stirn – **Jetzt!**

Achten Sie auf das Gefühl der Anspannung, atmen Sie dabei ruhig weiter, halten Sie die Anspannung und zählen Sie in Gedanken bis 7… (Pause) …

Die Stirnpartie – Entspannung

Mit dem nächsten Ausatmen lassen Sie vollständig wieder locker. Erspüren Sie den Unterschied zwischen der leichten Anspannung vorhin und dem Loslassen der Muskeln jetzt. Erleben Sie, wie Ihre Stirn immer glatter wird, je mehr Sie sich entspannen … (Pause ca. 20 Sekunden) …

Ihre Stirn ist nun wieder vollkommen entspannt. Ganz locker, gelöst und entspannt.

Die Augen – Anspannung

Lenken Sie Ihre Aufmerksamkeit auf Ihre Augen. Die Augen sind leicht geschlossen. Kneifen Sie die Augen soweit zusammen, wie es Ihnen noch angenehm ist. Achten Sie auf das Gefühl der leichten Anspannung, atmen Sie ruhig weiter, halten Sie die Anspannung und zählen in Gedanken bis 7… (Pause) …

Die Augen – Entspannung

Mit dem nächsten Ausatmen lassen Sie vollständig wieder locker. Erspüren Sie den Unterschied zwischen der leichten Anspannung vorhin und dem Loslassen der Muskeln jetzt. Entspannen Sie die Lider und spüren Sie die Lockerung der gesamten Augenpartie. Spüren Sie noch einige Sekunden nach … (Pause ca. 20 Sekunden) …

Ihre Augen sind nun wieder vollkommen locker, gelöst und entspannt.

Die Nase – Anspannung

Lenken Sie Ihre Aufmerksamkeit auf Ihre Nase. Rümpfen Sie die Nase – **Jetzt!** Achten Sie auf das Gefühl der leichten Anspannung, atmen Sie ruhig weiter, halten Sie die Anspannung und zählen in Gedanken bis 7 … (Pause) …

Die Nase – Entspannung

Mit dem nächsten Ausatmen lassen Sie vollständig wieder locker. Erspüren Sie den Unterschied zwischen der leichten Anspannung vorhin und dem Loslassen der Muskeln jetzt. Die Gesichtszüge glätten sich wieder und Ihre Nase fühlt sich ganz locker an … (Pause ca. 20 Sekunden) …

Die Kiefermuskeln

Es gibt Momente, wo wir gerne „die Zähne zeigen" oder die „Zähne zusammenbeißen müssen". Jeder kennt diese Redewendungen und allzu oft werden sie gebraucht, ohne sich der Folgen bewusst zu sein. Dahinter verbergen sich Gefühlsmomente, Anzeichen von Stress und beginnende Symptome auf dem Weg zu Diagnosen. Dieser Stressmoment kann zu Blockaden, Schmerzen und Verspannungen führen. Daraus resultieren wiederum Erkrankungen, wenn die Stresssituationen nicht ausgeschaltet werden können oder über einen längeren Zeitraum anhalten.

Die Kiefermuskulatur ist nahezu die stärkste im menschlichen Körper, sie besitzt im Bereich der Schneidezähne eine Kau- und Beißkraft bis zu 20 kg.

Die Kiefermuskeln – Anspannung (nach der Nase)

Lenken Sie Ihre Aufmerksamkeit auf Ihre Kiefermuskulatur. Schließen Sie nun Ihre Augen und beißen Sie Ihre Zähne leicht aufeinander. – **Jetzt!** Nehmen Sie das Gefühl der leichten Anspannung deutlich wahr, atmen Sie ruhig weiter, halten Sie die Anspannung und zählen in Gedanken bis 7… (Pause) …

Die Kiefermuskeln – Entspannung

Mit dem nächsten Ausatmen lassen Sie vollständig wieder locker. Lassen Sie den Unterkiefer ruhig etwas hängen und erspüren das neue Gefühl der Entspannung. Atmen Sie ruhig weiter und spüren dem Gefühl noch einige Sekunden nach. … (Pause) … Spüren Sie, wie sich die Entspannung im ganzen Gesicht ausbreitet, Ihre Augen, Ihre Nase, Ihre Stirn lockern sich. Sie empfinden ein wohliges Gefühl in Ihrem Gesicht. Ganz locker, gelöst und entspannt … (Pause 40 bis 60 Sekunden) …

Der Hals/Nacken – Anspannung

Lenken Sie Ihre Aufmerksamkeit auf Ihre Hals- und Nackenmuskulatur. Drücken Sie Ihren Kopf fest in die Unterlage (Kissen) ziehen Sie das Kinn etwas gegen die Brust – **Jetzt!**

Achten Sie nun auf die Spannung im Hals- und Nackenbereich, atmen Sie ruhig weiter, halten Sie die Anspannung und zählen in Gedanken bis 7…(Pause)

Rollen Sie nun den Kopf auf die rechte Seite – **Jetzt!** Erleben Sie die veränderte Spannung. Rollen Sie nun den Kopf auf die linke Seite und spüren Sie das veränderte Spannungsgefühl.

Der Hals/Nacken – Entspannung

Lassen Sie nun Ihren Kopf wieder in eine angenehme Lage zurückrollen und spüren Sie dem Gefühl noch einige Sekunden nach … (Pause) … Spüren Sie die wohlige Entspannung, die sich in Ihrem Nacken ausbreitet?

Ihr Hals und Ihr Nacken ist nun wieder locker, gelöst und entspannt … (Pause ca. 40 bis 60 Sekunden) …

Die Schultern – Anspannung

Lenken Sie Ihre Aufmerksamkeit nun auf Ihre Schultern. Ziehen Sie Ihre Schultern hoch – **Jetzt!** Achten Sie auf das Gefühl der leichten Anspannung, atmen Sie ruhig weiter, halten Sie die Anspannung und zählen in Gedanken bis 7… (Pause) …

Die Schultern – Entspannung

Mit dem nächsten Ausatmen lassen Sie Ihre Schultern wieder vollständig locker fallen. Erspüren Sie den Unterschied zwischen der leichten Anspannung vorhin und dem Loslassen der Muskeln jetzt. Ihre Schultern fühlen sich ganz weich und locker an … (Pause ca. 20 Sekunden) …

Der Rücken – Anspannung

Konzentrieren Sie sich ganz auf Ihren Rücken. Spüren Sie die gesamte Länge des Rückens. Schließen Sie Ihre Augen und ziehen Sie beide Schultern nach hinten, so dass ein Hohlkreuz entsteht – **Jetzt!** Achten Sie auf das Gefühl der leichten Anspannung im Rücken, atmen Sie ruhig weiter, halten Sie die Anspannung und zählen in Gedanken bis 7 … (Pause) …

Der Rücken – Entspannung

Mit dem nächsten Ausatmen lassen Sie wieder vollständig locker, legen die Schultern und den Brustkorb ab. Erspüren Sie den Unterschied zwischen der leichten Anspannung vorhin und dem Loslassen der Muskeln jetzt. Ihre Schultern, Ihr Rücken fühlen sich locker und gelöst an. Ein wohliges Gefühl strömt durch Ihren Rücken … (Pause ca. 40 bis 60 Sekunden) …

Der Bauch Teil 1 – Anspannung

Lenken Sie nun Ihre ganze Aufmerksamkeit auf Ihren Bauch. Ihr Bauch fühlt sich weich und warm an. Atmen Sie nun einige Atemzüge in Ihren Bauch hinein. Spannen Sie nun die Bauchmuskeln an, indem Sie Ihren Bauch nach außen drücken – **Jetzt!** Machen Sie die Bauchmuskeln ganz fest und hart. Achten Sie auf das Gefühl der Anspannung im Bauchbereich und atmen Sie ruhig weiter, halten Sie die Anspannung und zählen in Gedanken bis 7 … (Pause) …

Der Bauch Teil 1 – Entspannung

Mit dem nächsten Ausatmen lassen Sie Ihren Bauch wieder vollständig locker. Erspüren Sie den Unterschied zwischen der leichten Anspannung vorhin und dem Loslassen der Muskeln jetzt. Spüren Sie noch einige Sekunden nach. Ganz locker, gelöst und entspannt … (Pause ca. 20 Sekunden) …

Der Bauch Teil 2 – Anspannung

Lenken Sie nun Ihre Aufmerksamkeit wieder auf Ihren Bauch. Der Bauch fühlt sich locker und weich an. Atmen Sie nun einige Atemzüge in Ihren Bauch hinein. Spannen Sie nun die Bauchmuskeln an, indem Sie Ihren Bauch nach innen ziehen – **Jetzt!** Achten Sie auf das Gefühl der Anspannung im Bauchbereich und atmen Sie ruhig weiter, halten Sie die Anspannung und zählen in Gedanken bis 7 … (Pause) …

Der Bauch Teil 2 – Entspannung

Mit dem nächsten Ausatmen lassen Sie Ihren Bauch wieder vollständig locker. Erspüren Sie den Unterschied zwischen der leichten Anspannung vorhin und dem Loslassen der Muskeln jetzt. Spüren Sie noch einige Sekunden nach. Ein wohliges Gefühl der Wärme breitet sich in Ihrem Bauch aus … (Pause ca. 40 bis 60 Sekunden) …

Das rechte Bein Teil 1 – Anspannung

Lenken Sie Ihre ganze Aufmerksamkeit auf Ihre Beine. Ihre Knie liegen hüftbreit auseinander, Ihre Füße sind leicht nach außen gekippt, die Beine fühlen sich locker an. Führen Sie den rechten Oberschenkel nach innen zur Körpermitte und kneifen Sie dabei das Gesäß leicht zusammen – **Jetzt!** Achten Sie auf das Gefühl der Anspannung in Ihrem Oberschenkel und atmen Sie ruhig weiter, halten Sie die Anspannung und zählen in Gedanken bis 7 … (Pause) …

Das rechte Bein Teil 1 – Entspannung

Mit dem nächsten Ausatmen lassen Sie Ihre Beine und Ihr Gesäß wieder ganz locker. Spüren Sie den Unterschied zwischen der leichten Anspannung vorhin und der Entspannung jetzt. Spüren Sie noch einige Sekunden diesem Gefühl nach. Ganz locker, gelöst und entspannt … (Pause ca. 20 Sekunden) …

Das rechte Bein Teil 2 – Anspannung

Lenken Sie Ihre Aufmerksamkeit wieder auf Ihre Beine. Die Beine fühlen sich locker und entspannt an. Atmen Sie einige Atemzüge in Ihren Bauch hinein … (kurze Pause) … Drücken Sie nun Ihren rechten Fuß und Ihre Zehen in Richtung Boden, vom Gesicht weg – **Jetzt!** Achten Sie auf das Gefühl der Anspannung Ihrer Wadenmuskeln und halten diese fest. Atmen Sie ruhig weiter, halten Sie die Anspannung und zählen in Gedanken bis 7 … (Pause) …

Das rechte Bein Teil 2 – Entspannung

Mit dem nächsten Ausatmen lassen Sie wieder völlig los. Ihre Beine und das Gesäß finden wieder in die lockere und bequeme Körperhaltung zurück. Spüren Sie den Unterschied zwischen der leichten Anspannung vorhin und dem Loslassen der Muskeln jetzt. Spüren Sie dem Gefühl der Entspannung einige Sekunden nach … Pause ca. 20 Sekunden) …

Das rechte Bein Teil 3 – Anspannung

Lenken Sie Ihre Aufmerksamkeit abermals auf Ihre Beine. Die Beine fühlen sich locker und entspannt an. Atmen Sie einige Atemzüge in Ihren Bauch hinein … (kurze Pause) … Ziehen Sie nun Ihren rechten Fuß und die Zehen in Richtung Gesicht – **Jetzt!** Achten Sie auf das Gefühl der Anspannung im rechten Schienbein und halten Sie diese für einige Sekunden, zählen in Gedanken bis 7 … (Pause) … Atmen Sie ruhig dabei weiter.

Das rechte Bein Teil 3 – Entspannung

Mit dem nächsten Ausatmen lassen Sie wieder völlig los. Ihre Beine und das Schienbein finden wieder in die lockere und bequeme Körperhaltung zurück. Spüren Sie den Unterschied zwischen der leichten Anspannung vorhin und der Entspannung jetzt. Spüren Sie dem Gefühl der Entspannung einige Sekunden nach … (Pause ca. 20 Sekunden) …

Das linke Bein Teil 1 – Anspannung

Lenken Sie Ihre Aufmerksamkeit auf Ihr linkes Bein. Die Beine liegen locker auf dem Boden und Ihre Füße zeigen nach außen, um die Wirbelsäule zu entlasten. Führen Sie den linken Oberschenkel nach innen zur Körpermitte und kneifen Sie dabei das Gesäß leicht zusammen – **Jetzt!** Achten Sie auf das Gefühl der Anspannung in Ihrem Oberschenkel und atmen Sie ruhig weiter, halten Sie die Anspannung und zählen in Gedanken bis 7 … (Pause) …

Das linke Bein Teil 1 – Entspannung

Mit dem nächsten Ausatmen lassen Sie das linke Bein und Ihr Gesäß wieder ganz locker. Das Bein fällt in ihre bequeme und lockere Haltung zurück. Spüren Sie den Unterschied zwischen der leichten Anspannung vorhin und dem Loslassen der Muskeln jetzt. Ganz locker, gelöst und entspannt … (Pause ca. 20 Sekunden) …

Das linke Bein Teil 2 – Anspannung

Lenken Sie Ihre Aufmerksamkeit wieder auf Ihr linkes Bein. Beide Beine fühlen sich locker und entspannt an. Atmen Sie einige Atemzüge in Ihren Bauch hinein …(kurze Pause) … Drücken Sie nun Ihren linken Fuß samt der Zehen in Richtung Boden, vom Gesicht weg – **Jetzt!** Achten Sie auf das Gefühl der Anspannung Ihrer Wadenmuskeln und halten diese fest. Atmen Sie ruhig weiter, halten Sie die Anspannung und zählen in Gedanken bis 7 … (Pause) …

Das linke Bein Teil 2 – Entspannung

Mit dem nächsten Ausatmen lassen Sie wieder völlig los. Ihre Beine und die Wadenmuskulatur finden wieder in die lockere und bequeme Körperhaltung zurück. Erleben Sie die Auflösung der Verspannung und ein wohliges Gefühl breitet sich in Ihrem Bein aus. … (Pause ca. 20 Sekunden) …

Das linke Bein Teil 3 – Anspannung

Lenken Sie Ihre Aufmerksamkeit abermals auf Ihre Beine. Die Beine fühlen sich locker und entspannt an. Ziehen Sie nun Ihren linken Fuß und die Zehen in Richtung Gesicht – **Jetzt!** Achten Sie auf das Gefühl der Anspannung im linken Schienbein und halten Sie diese für einige Sekunden, zählen in Gedanken bis 7 … (Pause) … Ihr Atem fließt frei und ruhig.

Das linke Bein Teil 3 – Entspannung

Mit dem nächsten Ausatmen lassen Sie wieder vollständig locker. Spüren Sie den Unterschied zwischen der Anspannung vorhin und der Entspannung jetzt. Genießen Sie das angenehme Gefühl der Lösung und Lockerung in Ihrem Bein. Ihr linkes Bein ist völlig gelöst, locker und entspannt. Ihr Atem fließt ruhig und gleichmäßig … (Pause von ca. 20 Sekunden) …

Wandern Sie nun in Gedanken noch einmal durch Ihren ganzen Körper. Erleben Sie das tolle Gefühl der Entspannung, die sich in Ihrem Körper ausbreitet. Sie erleben Schwere und wohlige Wärme … (Pause) … Genießen Sie den Zustand der Entspannung noch einige Minuten … (Pause ca. 2 bis 4 Minuten) …

Die PMR wird, sofern sie nicht als Einschlafhilfe dienen soll, grundsätzlich mit einer Rücknahme beendet, um die vegetativen Körperfunktionen wieder zu aktivieren bzw. auf normalen Betrieb umzuschalten.
   Die Kursteilnehmer fühlen sich ausgeruht und fit für den Alltag. Beginnen Sie langsam, die Finger, Hände und Füße zu bewegen. Breiten Sie die aktive Phase über den ganzen Körper aus. Räkeln und den Körper ganz auszustrecken sollen

dabei helfen, wieder in das aktive Leben zu kommen. Abschließend ein möglicher Text, den Sie gerne für sich beanspruchen können:

Für den Kursleiter:

„Kommen Sie nun langsam aus der Entspannung zurück. Nehmen Sie sich so viel Zeit, wie Sie gerade brauchen … (Pause)

Strecken und räkeln Sie sich, wie Sie es morgens beim Aufstehen auch tun würden, holen Sie dabei ganz tief Luft und atmen Sie wieder langsam aus … (Pause)

Öffnen Sie nun Ihre Augen, Sie befinden sich im Hier und Jetzt auf Ihrer Unterlage, hier in diesem Raum … (Pause)

Sie fühlen sich wieder ganz wach, entspannt und erfrischt … Versuchen Sie das Entspannungsgefühl mit in den restlichen Tag zu nehmen."

Die Teilnehmer sollen sich langsam aufrichten, sich noch einmal kräftig ausstrecken, bis sie das Gefühl haben, wieder ganz fit und klar zu sein. Lassen Sie sich von jedem Einzelnen möglichst ein Feedback geben. Sprechen Sie die Teilnehmer mit Namen an. Das schafft Vertrauen und Ihre Kursteilnehmer fühlen sich ernst genommen. Räumen Sie gemeinsam die Matten wieder weg. Verabschieden Sie die Teilnehmer mit einem Handschlag. Machen Sie gegebenenfalls auf die nächste Kursstunde aufmerksam. Dieser Teil der Kursstunde dauert ungefähr 40 Minuten.

Schlussbemerkung

Die hier dargestellten Inhalte dienen ausschließlich neutralen Informationen. Sie stellen keine Empfehlung oder Bewerbung der beschriebenen Methode dar. Der Text erhebt weder den Anspruch auf Vollständigkeit, noch kann die Aktualität, Richtigkeit und Ausgewogenheit der dargebotenen Informationen garantiert werden. Der Text ersetzt keinesfalls die fachliche Beratung durch einen Arzt oder Apotheker und darf nicht als Grundlage zur eigenständigen Diagnose oder Behandlung von Krankheiten verwendet werden. Konsultieren Sie bei Beschwerden immer den Arzt Ihres Vertrauens! Das Copyright ist einzuhalten und jegliches Publizieren in Bild-, Ton- oder Textform nur mit schriftlicher, ausdrücklicher Genehmigung der Autorin erlaubt.